V 16
29

p. 34 et 10 planches : je crois qu'il devroit y en avoir 12.

le médecin Samuel Hafenrefferus fit imprimer en Ulm 1640 un livre sur la même idée : Monochordon symbolico-biomanticum, &c.

~~T 1115~~

Fol. 5744.

R 106 Le 31

NOUVELLE METHODE FACILE ET CURIEUSE,

Pour apprendre par les Notes de Musique à connoître le Pous de l'Homme, & les différens changemens qui lui arrivent, depuis sa Naissance jusqu'à sa Mort, tirée des Observations faites par

M. F. N. MARQUET, Docteur en Medecine, ancien Medecin ord. du feû Duc LEOPOLD, & Doyen des Medecins de Nancy.

BIBLIOTHEQUE ROYALE

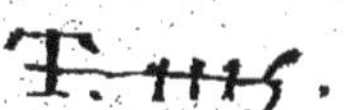

A NANCY,
De l'Imprimerie de la Veuve de N. BALTAZARD, Imprimeur Ordinaire du Collége.

M. DCC. XLVII.

Avec Approbation & Permission.

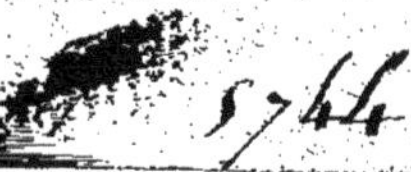

PRÉFACE.

LE Cœur tient le même rang, & fait les mêmes fonctions dans l'Homme, que le Balancier dans une Montre, ou dans une Horloge; les Veines & les Artéres tiennent lieu de Rouës, & les Nerfs sont les cordages qui font agir la machine Hidrolique. Tant & si long-tems, que le mouvement du Cœur & des Arteres est réglé, le Corps de l'Homme reste dans une santé parfaite, mais d'abord que ce mouvement se dérange par quelque accident, la santé se trouve alterée par une infinité de maladies; c'est pour connoître ce dérangement, que l'on a inventé le toucher du Pous, qui est une science absolument nécessaire aux Medecins & aux Chirur-

giens, ſcience qui a quelque choſe de divin, puiſqu'elle nous apprend non ſeulement ce qui ſe paſſe en nous, & qu'elle nous inſtruit auſſi de l'avenir.

Deux motifs m'ont engagé à compoſer ce petit Traité, le premier c'eſt qu'ayant été attaqué de Palpitations de Cœur, j'ai eu tout le loiſir d'examiner ſerieuſement ſur moi-même, les differens dérangemens & intermiſſions du Pous. Le ſecond c'eſt pour faire part au Public de la nouvelle Methode d'apprendre à connoître le Pous par les Notes ou caracteres de Muſique.

Mais il me ſemble déja entendre dire par certains Critiques que c'eſt une choſe bizare, d'apprendre à connoître le Pous par Muſique; on peut leur répondre, qu'il n'y a pas plus de bizarerie à peindre le Pous avec des Notes, qu'il y en a, à peindre les ſons de Muſique avec les mê-

mes Notes, à peindre les Nombres avec les Chiffres, & enfin, à peindre les paroles avec les Lettres de l'Alphabet. D'ailleurs je n'ai pas été le premier à faire le parallele des cadences de la Musique avec le mouvement du Pous. Avicene, Savonarola, Saxon, Fernel, & plusieurs autres sçavans Medecins de l'Antiquité, l'ont proposés avant moi, sans néanmoins le mettre à éxécution.

Voici ce qui est rapporté à ce sujet par l'Auteur des observations curieuses sur toutes les parties de la Physique „ tom. 3. p. 273. „ Comme il y a des „ mouvemens & des accords dans le „ Sang, & dans les autres humeurs, „ il ne faut pas s'étonner, si la „ Symphonie peut quelque chose sur „ notre Corps, pour la santé : le Me- „ decin Hermophile rapportoit le Batte- „ ment du Pous à de certaines mesures,

„ *comme les Poëtes rapportent leurs*
„ *Vers à certains pieds, & l'on peut*
„ *dire que la connoiſſance du Pous, &*
„ *du Battement des Artéres, qui eſt*
„ *une des plus belles & des plus néceſ-*
„ *ſaires parties de la Medecine, dépend*
„ *en quelque façon, de la connoiſſance*
„ *des divers tons de Muſique. On a*
„ *remarqué que ceux qui ſont accou-*
„ *tumés à toucher le Luth ou d'autres*
„ *Inſtrumens, ayant le tact plus délicat*
„ *& plus ſûr, jugent mieux du Pous*
„ *des Malades, ou des perſonnes*
„ *paſſionnées, que les autres qui n'ont*
„ *pas cette habitude. Mélanges d'Hiſt.*
„ *& de Litter. par Vigneul Marville.*
„ *tom. 1^r. pag. 189.*

Les obſervations & les expériences ſouvent réïterées, que j'ai fait pendant trente-cinq ans d'exercice en Medecine, m'ont fournis des ſujets plus que ſuffi-

ſans, pour éxaminer les differens mouvemens qui ſurviennent au Cœur & aux Arteres dans chaque maladie, mais je me ſuis reſtraint à ceux qui m'ont paru les plus aſſûrés. Je ne prétens point ici écrire un Traité complet, mais un ſimple eſſay, qui dans tous ſes chefs, ne fait qu'ouvrir les voyes à de plus amples expériences.

Enfin je ſuis perſuadé qu'un peu d'application à ces Notes, & vingt-quatre heures d'étude, feront plus de progrès dans la connoiſſance du Pous, que la lecture de pluſieurs mois, des anciens Auteurs, qui en ont traité ex profeſſo.

APPROBATION.

LA Méthode proposée par le Sr. F. N. Marquet pour entendre & expliquer par les Régles de Musique, toutes les differences de Pous, est très-ingénieuse, & beaucoup plus facile que celles que l'on a employé jusqu'à présent, & peut en beaucoup moins de tems, mettre les jeunes Medecins au fait d'examiner le Pous, & d'en connoître toutes les différences ; ainsi j'estime que l'Impression en est très-utile. A Pont-à-Mousson, ce 6. Mars 1747. Signé GRANDCLAS, Conseiller Medecin du Roy, Doyen de la faculté de Medecine.

APPROBATION.

NOus soussigné Docteur en Medecine & conseiller premier Medecin de Feuë S. A. R. Madame, Duchesse Doüairiere de Lorraine & de Bar, Princesse Souveraine de Commercy, certifions avoir lû & approuvé un petit Manuscrit contenant une *nouvelle Méthode d'apprendre à connoître le mouvement des Artéres par les Régles de la Musique*, que j'ai trouvé très-ingénieuse, dont l'Impression sera utile aux jeunes Medecins & Chirurgiens qui s'appliqueront à cette science. A Nancy, ce 15. May 1747.

LIABE'.

PERMISSION.

PErmis d'Imprimer, à Nancy le 31 May 1747.

DE BOURCIER DE MONTUREUX.

DU

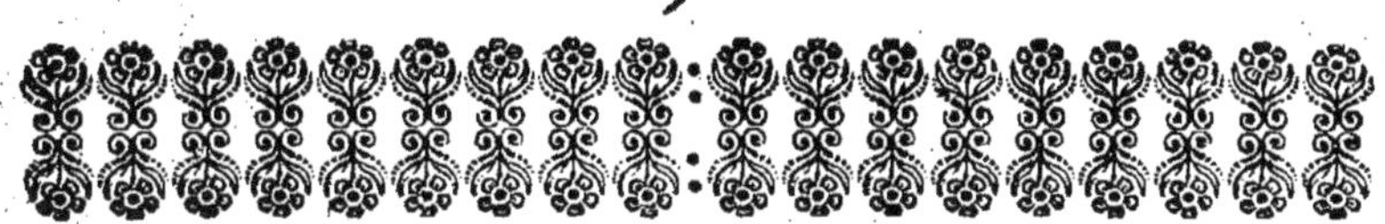

I.

DU BATTEMENT DU COEUR & des Artéres en générale.

LE Pous eſt un Battement du Cœur & des Artéres, par le ſecours duquel le Sang circule du centre à la circonférence du Corps, & de la circonférence au centre. Le premier mouvement qui ſurvient au Cœur du Fœtus, produit ce Battement, qui continuë juſqu'à la mort, par conſéquent le Cœur eſt le premier vivant & le dernier mourant.

Le Battement du Cœur & des Artéres eſt alternatif, il ſe nomme Syſtole & Diaſtole; la Syſtole eſt la contraction du Cœur & des Artéres, & la Diaſtole leur dilatation. Dans le même inſtant que le Cœur ſe contracte les Artéres ſe dilatent, pour recevoir le Sang & le porter aux extrêmités du Corps, & pour être enſuite rapporté au Cœur par les veines.

L'on objectera ſans doute, que ſi ces mouvemens étoient alternatifs, le Cœur & les Artéres devroient battre alternativement, que l'expérience nous fait voir le contraire, car ſi d'une main l'on touche le Pous, & que l'on applique l'autre ſur la region du Cœur, on remarquera que les Battemens & les Intermiſſions arriveront au Cœur & au Pous dans le même inſtant.

L'on convient que les Battemens du Cœur & du Pous ſe font dans le même inſtant, mais d'une maniére toute opposée; l'on ſent le Battement des Artéres dans leur dilatation, & le Battement du Cœur ſe fait ſentir dans ſa contraction, parce que le Cœur en ſe reſſerrant rapproche ſa pointe de ſa baze, ſe groſſit dans ſon milieu, & frappe intérieurement la partie gauche de la Poitrine, ce qui fait le Battement dans la Syſtole du Cœur, au contraire dans la Diaſtole, en éloignant ſa pointe de ſa baze, il éloigne auſſi ſa partie moyenne des Côtes, & ne fait aucun Battement, par conſéquent l'on doit ſentir le Battement du Cœur & des Artéres dans le même inſtant.

Le Cœur fait ſes deux mouvemens de Syſtole & de Diaſtole, preſque dans le même tems, ce qui nous confirme dans ce ſentiment, c'eſt que ſi l'on eſt couché tranquillement ſur le côté gauche, l'on entend ces deux mouvemens qui ſe ſuivent de fort près, le Cœur n'ayant pas ſitôt fait ſon Battement dans la contraction en pouſſant le Sang avec impétuoſité dans les Artéres, qu'il ſe dilate & reſte en cet état de repos, pendant l'intervalle d'une pulſation à l'autre, la raiſon eſt parce qu'il faut plus de tems, pour recevoir dans ſes ventricules le ſang qui est rapporté des extrémités du corps par les Veines, & qu'il circule plus lentement que celui des Artéres.

Quoique le Cœur soit un Muscle gros & charnu, & qu'en se comprimant il pousse le Sang, avec une grande force dans les Artéres, cependant elles ont leurs Fibres circulaires, par le secours desquelles en se contractant, elles le renvoyent dans les Veines, sans quoi l'on ne sentiroit pas plus de mouvement dans les Artéres que l'on en sent dans les Veines.

Ce mouvement perpétuel depuis la naissance jusqu'à la mort, est entretenu par l'Inspiration & l'Expiration, dès le premier instant que le Fœtus commence à respirer le Sang est porté du Cœur aux Poumons & aux extrémités, & des extrémités au Cœur, en continuant de la même maniére jusqu'au dernier moment de la vie, qui finit ordinairement par l'expiration.

Si le Sang est bien conditionné & qu'il y ait un parfait équilibre entre les liquides & les solides, le Pous sera Naturel & temperé, il battra également & aura la même force & le même intervale de tems dans toutes les pulsations; au contraire si le sang péche ou en quantité ou en qualité, ou que les parties solides ne soient pas proportionnées avec les liquides, le Pous deviendra Non naturel.

Pous Naturel.

Non Naturel.

Si les Vaisseaux Sanguins sont trop pleins, ou que le Sang soit rarefié dans les Veines & Artéres, le Pous sera

Pous Grand. grand ou plein. Si au contraire après quelques évacuations ou maladies, le Sang se trouve ou condensé, ou en trop petite quantité, le Pous sera petit ou vuide. *Pous Petit.*

Que si après des grandes fatigues, des jeûnes, des abstinences, le Sang circule foiblement dans une personne grasse, les dilatations du Cœur seront nécessairement foibles & profondes, par conséquent le Pous sera profond. *Pous Profond.* Le contraire arrivera si un sujet maigre & cacochyme prend plus de nourriture qu'il ne convient, son Estomac ne pouvant les digérer qu'à demi, le Chile mal digéré, se mêlant avec le Sang, lui causera une effervescence qui rendra le Pous superficiel. *Pous Superficiel.*

S'il se trouve quelque digue ou embarras dans les Viscéres, ou que le Sang soit échauffé & rarefié, les Artéres du Corps occuperont plus d'espace par leur dilatation & gonflement, elles ne peuvent occuper plus d'espace qu'à l'ordinaire en se dilatant, qu'il ne s'y fasse une tention qui sera plus forte à proportion que la dilatation des Artéres sera considérable, d'où résulte le Pous tendu ou élevé. *Pous Tendu.* Que si la circulation étant libre, le Sang est impregné de trop de serosités, il relâchera les Artéres par son humidité, d'où s'ensuivra la molesse du Pous. *Pous Mol.*

S'il se mêle insensiblement dans le Sang un ferment aigre, ou hétérogéne, il y restera pendant un certain tems, jusqu'à ce qu'il soit en suffisante quantité pour fermenter, alors il augmente son mouvement & se rarefie, d'où il s'ensuit que le Pous est plein vite & plus ou moins élevé, suivant la force, la quantité & la qualité du Ferment, si ce Ferment se trouve en petite quantité, le Pous sera médiocrement vite & élevé & la Fiévre legere. Mais si le Ferment est plus actif, la Fiévre sera plus forte, & le Pous plus vite & plus élevé. Si les matiéres fiévreuses s'accumulent de plus en plus, soit faute de secours, soit par un mauvais regime, le Sang fermentera considérablement, & la Fiévre sera très-grande, ce que l'on connoîtra aux pulsations élevées & très-fréquentes. Enfin si par la longueur de la maladie, la masse du Sang vient à se corrompre & se dissoudre totalement, la circulation en sera très-précipité, par conséquent le Pous sera très-petit, très-vite & profond.

Pous Vite.

Pous plus Vite.

Pous très-vite.

Pous Précipité.

Je suppose une personne bien conditionnée, dans une situation naturelle mais sédentaire, menant une vie oisive, sans exercices, le Sang à défaut de mouvement musculaire circulera lentement. Si le sujet sédentaire est vieux, le Sang à cause de son épaississement sera encor plus lent dans sa circulation. S'il est sédentaire & décrépit, & d'un tempérament pituiteux ou mélancholique, dans un tems d'hyvers les pulsations seront extrêmement rares & lentes, par rapport à l'inaction du mouvement musculaire, à l'épaississement du Sang, ou au défaut des parties volatiles qui sont noyées dans la partie séreuse.

Pous Lent.

Mais auparavant de parler des differentes espéces de Pous composés, irréguliers & intermittens, qui sont en grand nombre, & qui ne peuvent reconnoître pour cause conjointe de la grande variété du mouvement du Cœur & des différens caracteres du Sang, que la désunion de ses principes ; il sera nécessaire de découvrir la véritable cause du mouvement perpétuel du Cœur.

Les uns l'attribuent aux esprits volatils, les autres aux esprits animaux joins à la Copule explosive du Sang même, d'autres à un certain ferment qui séjourne dans les Ventricules du Cœur. Ces hipotheses n'ayant aucune solidité, nous laisserons tous ces sistémes à part, & nous établirons le mouvement du Poumon, respectivement à celui du Cœur, pour la cause prochaine de la circulation du Sang, du battement du Cœur & des Artéres ; le Poumon a (de même que le Cœur) son mouvement perpétuel, il a sa Systole & sa Diastole ; il y a une si grande sympathie entre ces deux Visceres, que la respiration est absolument nécessaire au mouvement du Cœur, & que sans elle la circulation du Sang cesseroit avec la vie. Il est vrai que le mouvement du Cœur & des Poumons n'est pas alternatif, puisque le Cœur fait environ quatre pulsations dans l'intervalle d'une respiration à l'autre, mais il faut comparer les Poumons à un soufflet double dont l'air sort continuëllement, quoique le Soufflet ait ses deux mouvemens alternatifs. Pareillement l'air contenu dans les Vesicules pulmonaires presse continuëllement les Veines du Poumon, & par sa compression oblige le Sang à retourner dans l'oreille gauche du Cœur, & de-là dans le ventricule du même côté.

Les mouvemens du Cœur & des Poumons ſont dans une eſpéce d'équilibre , & ſont tellement dépendans, que l'un des deux ceſſant , l'autre ne ſçauroit ſubſiſter. Cependant les differentes qualités du Sang contribuent aux differens mouvemens du Cœur & des Artéres, comme nous l'avons fait voir cy-devant.

S'il ſe trouve dans le Sang des bulles d'air, il ne manquera pas de gonfler ſes vaiſſeaux en les dilatant , & lorſque ces bulles ſeront en quantité dans quelques parties du Sang qui circule, & qu'elles paſſeront par les ventricules du Cœur , ſa dilatation ne ſera pas ſi forte qu'à l'ordinaire , & par conſéquent la contraction ſera très-petite & imperceptible , or le mouvement des Artéres dépendant de celui du Cœur la dilatation des Artéres ſera auſſi imperceptible , de tems en tems , ce que l'on appelle Pous Intercadant ou Eclypſé. *Pous Intercadant.*

Que ſi le Sang eſt ſi épais , qu'il s'arrête dans les extrémités des Capillaires , il y produira des Staſes, des Concrétions , des Obſtructions & des Polypes , &c. Or les Staſes , les Concrétions , les Obſtructions & les Polypes ne ſçauroient s'engendrer dans les Viſceres ſans y cauſer la compreſſion des Vaiſſeaux ſanguins qui les avoiſinent , & par conſéquent un dérangement dans la circulation , d'où s'enſuivra l'inégalité du Pous. *Pous Inégale.*

Si les principes du Sang ſont tellement dégagés & déſunis , qu'il ſoit ſans conſiſtence , les parties ſéreuſes , globuleuſes , ſulphureuſes & ſalines , étant ſéparées les unes des autres, tous ces differens principes causeront differens mouvemens au Cœur & aux Artéres : la partie sereuse causera un Pous petit, foible, tardif, la Globuleuse un Pous fréquent, la Sulphureuse produira un Pous grand & véhément, & la Saline produira un Pous intermittent, d'où résultera cette espéce de Pous que l'on appelle Convulsif.

Pous Convulsif.

Cette disposition du Sang arrive après les grandes évacuations, les longues débauches, dans l'Hydropisie de Poitrine & dans la décrépitude &c.

I I.

De la maniére de toucher le Pous aux malades.

LE Mouvement des Artéres dépendant de celui du Cœur, il est certain que l'un ne peut se faire sans l'autre. Il suffira donc pour connoître le mouvement de l'un & de l'autre de toucher les Artéres sur les Poignets où elles sont les plus apparentes, ainsi le Pous en générale est la dilatation & contraction du Cœur & des Artéres, pour la distribution du Sang dans toutes les parties du corps. Le Medecin en entrant chez le Malade, ne doit être ni empressé ni précipité à lui toucher le Pous, mais il faut auparavant lui faire plusieurs questions, afin de laisser

laiſſer le tems ſuffiſant pour reparer les eſprits de celui à qui on doit prendre le Pous. Il faut que le Malade ſoit aſſis ou couché ſur ſon dos, & non ſur les côtés, qu'il ſoit en repos, qu'il ne parle & ne s'agitte pas, que la main du Medecin ne ſoit ni trop chaude ni trop froide, (car en ce dernier cas l'Artére ſe concentreroit, & le Medecin ne manqueroit pas d'être trompé dans ſon jugement) qu'il péſe modérément avec les doigts Index, Medius, & Annulaire, & qu'il conte environ trente pulſations à chaque bras, avant de porter ſon jugement. La méthode ordinaire eſt de toucher le Pous aux Artéres du poignet, comme il a été dit cy-deſſus, mais lorſqu'elles ſont trop concentrées, on le peut toucher aux Temporales, aux Carotides ou aux Crurales.

III.

Des Notes ou Caractéres repreſentant le Pous.

LE Pous réglé ou naturel eſt déſigné par une Note noire poſée entre les deux lignes paralleles, après chaque cadence, qui ſont marquées par des lignes perpendiculaires, ſemblables à celles qui ſervent à diviſer les meſures dans la Muſique ; la Note blanche marque le Pous grand, la Croche le Pous petit, & la double Croche liée le Pous Vermiculaire. Si la Note eſt poſée au deſſous

I

de la premiére ligne, elle signifie un Pous concentré, sur la premiére ligne un Pous profond, entre les deux lignes un Pous naturel, sur la seconde ligne un Pous élevé, & au dessus de la seconde ligne un Pous superficiel, les cinq espaces qui sont entre les cinq barres de chaque cadence cottées 1. 2. 3. 4. 5. signifient les cinq tems que l'on remarque entre chaque pulsation, ou d'un battement à l'autre. Si l'on compte plus ou moins de ces espéces entre chaque battement, le Pous sera irrégulier ou inégale en mouvement, si la Note n'est pas posée entre les deux lignes paralleles, il sera non naturel en sa force, de même que si elle est blanche ou croche ou double croche.

Ce sont là les régles par lesquelles on peut acquerir très-facilement une connoissance, qui a été si long-tems imparfaite, régle que les Notes de Musique ne doivent pas faire mépriser, puisque l'on n'a pû encor trouver de méthode plus sûre, pour imprimer fortement les idées des pulsations, dont on veut donner la connoissance, que celles qui les fait entrer dans la mémoire, par les signes les plus évidens qu'elles puissent exposer aux yeux, ce n'est pas qu'il ne reste beaucoup à faire pour perfectionner cette méthode, cependant l'on montrera clairement au doigt & à l'œil toutes les différences de Pous naturels & non naturels, simples & composés, mais il seroit nécessaire que celui qui veut s'instruire de ces principes, ait au moins quelque légére teinture de Musique, afin qu'en battant la mesure réglée, il s'accoutume à connoître au juste la cadence du Pous, en la comparant à celle de la Musique.

Le Pous se divise en deux espéces générales, sçavoir en naturel & en non naturel.

I V.

Du Pous Naturel.

LE Pous naturel réglé & temperé est celui qui a la même force, la même cadence, ou le même intervalle, & qui a cinq tems entre chaque battement ou pulsation, il égale ordinairement la cadence du Menuët en mouvement, il imite aussi la seconde d'une pendule bien réglée, lorsqu'il est tranquile & temperé, il fait soixante pulsations ou environ & parcourt soixante cadences de Menuët dans une minute, & trois mille six cens dans l'espace d'une heure. Voyez la 1e. planche.

Il y a néanmoins certains sujets, d'un tempérament vif & bilieux dont le Pous quoique naturel augmente en vitesse d'un dégré ou d'un tems dans chaque pulsation, d'autres au contraire d'un tempérament pituiteux, ou mélancholique, dont le Sang est si épais, & si lent à circuler, que l'on peut conter sur tout le matin, jusqu'à six tems entre chaque battement, ainsi le Medecin doit faire attention, au tempérament de chaque sujet, d'où il faut conclure, que quoi qu'il y ait quelque varieté entre ces sortes de Pous, cependant ils sont censés naturels, s'ils continuent le même mouvement.

Quelques Médecins admettent dans le Pous réglé d'une personne bien disposée quatre battemens entre chaque respiration réglée, s'il va au-delà, il est fréquent & trop vite, s'il n'en a que trois, il sera trop lent; mais cette régle est vague & peu sûre. Si en touchant un Pous tranquile & temperé, l'on observe le mouvement d'une Montre à trois éguilles, le Pous égalera par son mouvement celle qui montre les secondes, & fera soixante pulsations ou environ dans une minute.

Que si en chantant ou joüant un Menüet sur quelque instrument, l'on touche un pous tempéré, il en battra la mesure, comme il est marqué dans cette premiére planche.

Les Notes noires qui sont posées entre les deux lignes paralléles, signifient le battement d'un Pous naturel réglé en force & en mouvement, les longues lignes perpendiculaires sont, comme nous l'avons déja dit, autant de cadences ou mesures, & les cinq espaces séparées entre chaque cadences, par cinq petites lignes, sont les cinq tems ou intervalles dont nous avons déja fait mention.

Toutes les espéces de Pous qui approchent le plus de celui de cette premiére planche qui est le naturel, sont censées les meilleures, plus elles s'en éloignent soit en force ou en mouvement, plus elles sont mauvaises; ainsi cette premiére planche nous servira d'éxemple, & par la comparaison que l'on en fera avec les suivantes, l'on connoîtra facilement la force & le mouvement du Pous, de quelle nature il puisse être.

V.

Du Pous des Enfans.

LE Pous des Enfans Tierce la marche de celui des adultes, c'eſt-à-dire, qu'il va plus vite d'un tiers, & ſi un Pous naturel bat ſoixante fois à chaque minute, celui des Enfans battra quatre-vingt fois, mais il ſe ralentit, à proportion qu'ils grandiſſent, juſqu'à ce qu'ils ayent atteint l'âge de puberté, alors il ne bat plus que ſoixante fois, ou environ dans l'eſpace d'une minute, & continuë de même juſqu'à la vieilleſſe, mais dès l'âge de ſoixante ans, il ſe ralentit de plus en plus à proportion que le Sang s'épaiſſit & devient vappide, on s'apperçoit même de tems en tems de ſon inégalité & de quelques intermiſſions.

V I.

Du Pous non Naturel.

LE Pous non Naturel eſt celui qui differt du premier en force ou en mouvement, & ſouvent en tous les deux; il eſt ſimple ou compoſé, le ſimple ſe diviſe en grand & petit, égale & inégale, profond & ſuperficiel, dure & mol &c. le compoſé ſe ſubdiviſe à l'infini.

VII.

Du Pous grand ou plein.

LE Pous grand ou plein qui eſt le même ſe découvre facilement au toucher , il remplit les doigts do celui qui le touche , il bat également & fortement , il marque plénitude d'humeurs, il menace d'Hémorragies, de Pleuréſies , de Péripneumonie , de crachement de Sang, de Flux Hémorroïdale, de perte de Sang aux Femmes , & il ne differt du Naturel , que par la plénitude & tention de l'Artére ; il eſt déſigné par des Notes blanches, poſées entre les deux lignes paralléles. Voyez la ſeconde planche. Il peut être compliqué avec le dure, le lent, le vite , le véhément & le ſuperficiel.

VIII.

Du Pous petit ou vuide.

LE Pous petit ou vuide eſt la ſeconde eſpéce de Pous non naturel , il bat foiblement & également , il eſt opposé au grand , il dénote foibleſſes , langueur, Cachéxies , épuiſemens , diſpoſitions aux Fiévres lentes, coction ou digeſtion des alimens tirant ſur l'aigre , ſuëurs involontaires , épanchement de bile &c. Il eſt marqué par des croches entre les deux lignes paralleles, & quoiqu'il ne s'éloigne que fort peu du premier, nous en ferons la deuxiéme espéce de Pous non naturel. Voyez la troisiéme planche. Le Pous petit est souvent compliqué avec le mol, le lent, le fréquent, le profond & le superficiel.

IX.

Du Pous profond.

LE Pous profond est celui qui ne se découvre qu'en chargeant ou pésant un peu fort sur l'Artére. Il indique foiblesses, cardialgies, langueurs, coliques, chagrins, leucophlegmaties, rafroidissemens, suprises, &c. il est marqué par une Note noire posée sur la premiére ligne parallele, il est naturel en mouvement & non pas en force. Voyez la quatriémé planche. Il peut être compliqué avec le grand, le petit, le lent, le fréquent & le mol.

X.

Du Pous Superficiel.

LE Pous Superficiel est opposé au profond, il se connoît en touchant légérement l'Artére, & se trouve dans les gens maigres, qui sont sujets à l'Asthme, ou à la courte haleine & à la Phtysie. Il est désigné par une

Note noire, posée au dessus de la seconde ligne, il va le même mouvement que le premier, cependant il n'est pas naturel. Voyez la cinquiéme planche. Le Pous superficiel ou élevé peut être compliqué avec le grand, le petit, le dur, le lent & le vite ou fréquent.

X I.

Du Pous dure ou tendu ou élevé.

LE Pous dure n'est presque jamais sans Fiévre, il est causé par une trop grande tention de l'Artére; il dénote sécheresse, pléthore, raréfaction dans les humeurs; on le remarque dans les Fiévres malignes, compliquées avec la pleurésie, dans la coqueluche, dans l'empyéme, dans le Vomica ou abcès des Poumons, dans le Schirre, dans le cancer, le charbon, dans la manie, dans la phrénesie, & dans les inflammations. Il est marqué par une Note blanche posée sur la deuxiéme ligne paralléle. Il va à trois tems, quelquefois à quatre. Il surpasse le Pous naturel en force & en mouvement, en force parce qu'il est plus dure, plus tendu & plus élevé. En mouvement parce qu'il va plus vite de deux cinquiémes que le naturel.

Ce dernier parcourt trois mille six cens pulsations ou cadences de Menuët dans une heure, & le Pous tendu en parcourt six mille dans le même espace de tems. Voyez la sixiéme planche. Il peut être joint avec le grand, le vite, le plein, le véhément & le superficiel.

XII.

XII.

Du Pous mol.

LE Pous mol eſt oppoſé au dure, il ne réſiſte que médiocrement au toucher, il eſt produit par un relâchement, il dénote épuiſement, abondance de pituite, leucophlegmatie, œdéme, perte de mémoire, aſthme ou courte haleine, épaiſſiſſement du Sang. Il ſe marque par une croche pointée poſée entre les deux lignes. Voyez la ſeptiéme planche. Le Pous mol peut être accompagné du petit, du vite & du lent ou tardif.

XIII.

Des différentes eſpéces de Pous *fiévreux.*

LA Fiévre ſe connoît par la viteſſe ou fréquence du Pous; plus le Pous va vite & plus la Fiévre eſt grande. Les Pous fiévreux en générale peuvent être compliqués avec le grand, le petit, le véhément, le dure, le profond & le ſuperficiel.

XIV.

Du Pous *vite à quatre tems.*

LE Pous vite à quatre tems eſt celui qui marque une Fiévre modérée au premier dégré, il eſt déſigné par une noire pointée poſée entre les deux lignes paralléles,

& va plus vite d'un cinquiéme que le naturel. Voyez la huitiéme planche.

X V.

Du Pous vite ou fréquent à trois tems.

LA seconde espéce de Pous fréquent, est celui qui ne contient que trois tems, d'une pulsation à l'autre, il est toujours élevé, & marque une Fiévre au second dégré, ce Pous est désigné par une Note blanche, placée entre les deux lignes paralléles, il bat plus vite de deux tems que le naturel. Il renferme cent pulsations dans chaque minute, tandis que le naturel n'en contient que soixante. Voyez la neuviéme planche.

X V I.

Du Pous vite à deux tems.

LA troisiéme espéce de Pous vite ou fréquent, est celui qui ne laisse que deux tems entre chaque pulsation ; il désigne la Fiévre au troisiéme dégré, par conséquent très-considérable ; il dénote grande soif, douleur de tête, & chaleur d'entrailles, il va plus vite de trois dégrès que le naturel, il est aussi marqué par une Note noire située sur la seconde ligne paralléle. Ce Pous marqué dans la dixiéme planche va très-vite, il bat cent cinquante coups dans chaque minute, qui doivent faire neuf mille coups par heure. Voyez la dixiéme planche.

XVII.

Du Pous à un tems.

C'Eſt celui dont les battemens ſont ſi fréquens, qu'ils ne laiſſent aucun intervalle entre chaque pulſation, ce Pous eſt toujours mortel ; il eſt marqué par des Notes doubles croches poſées ſur la premiére ligne ; il eſt très-petit & très-fréquent, il va trois cens pulſations dans l'eſpace d'une minute, qui font dix-huit mille battemens par heure, le dérangement eſt ſi conſidérable dans la circulation, que le Malade court à la mort en poſte, ſans aucune eſpérance de guériſon. Voyez l'onziéme planche.

XVIII.

Du Pous lent.

LE Pous non naturel trop lent eſt celui qui a ſix tems ou davantage entre chaque pulſation, plus il s'éloigne du naturel, plus il eſt dangereux. Il eſt opposé au fréquent, quand il n'a que ſix tems ; il eſt l'indice de rafroidiſſement, ou de quelque chagrin renfermés, il eſt toujours profond, & marqué par des Notes blanches ſur la premiére ligne, il eſt plus lent de dix pulſations par chaque minute que le naturel.

Celui qui a ſept tems, huit tems & même davantage

entre chaque pulſation, dénote des obſtructions & un épaiſſiſſement de Sang, il conduit à l'apopléxie, à la léthargie, au catharre, & à l'affection hypocondriaque; il eſt de même que les ſuivans, marqué par des Notes blanches poſées ſur la premiére ligne. Voyez la planche des différens numeros qui ſont à la marche.

Poux Lent à 7 Tems. à 8 T. à 9 T. à 10 T. à 11 T. à 12 T.

J'ai vû des Vieillards de cent ans & plus, auxquels j'ai remarqué dix ou douze tems entre chaque pulſation de leur Pous. Signe évident d'un Sang extrêmement épais ou coagulé, ralenti dans ſa circulation, vappide & dénüé de volatile; mais ces mêmes Vieillards, ſont morts en très-peu de tems de maladies ſoporeuſes.

De tous ces Pous ſimples naturels & non naturels dont nous avons traité juſqu'à préſent, il en réſulte des compoſés à l'infini, que l'on appelle en générale, intermittens, intercadans, ou intercurrens.

XIX.

Du Pous intermittent en général.

LE Pous intermittent eſt celui qui varie, qui change de meſure & de compas, & qui ſe concentre de tems en tems. Il eſt toujours d'un mauvais pronoſtique; il vient d'épaiſſiſſement de Staſes, d'obſtructions, d'engorgemens, de polypes, empyémes, hydropiſies de poitrine, de crainte, de joye, de colére, de vers, de grandes évacuations, de fatigues, de vieilleſſe, de plethore, d'hyvrognerie ou crapule, & de cacochimie &c. Il eſt ordinairement le précurſeur des grandes palpitations de Cœur. Les principales eſpéces de pous intermittent ou inégale ſont celles qui ſuivent.

X X.

Du Pous Eclypſé ou Intercadant.

C'Eſt celui de tous les Pous intermittens qui approche le plus du naturel, il bat réguliérement pendant dix, vingt, & quelquefois trente pulſations plus ou moins, puis il ſe concentre ſans ſe faire ſentir au tact, enſuite il frappe fortement & bruſquement, de-là il continue ſon train à l'ordinaire, juſqu'à ce qu'il s'éclypſe une ſeconde fois & une troiſiéme, j'ai remarqué cet eſpéce de Pous dans bien des ſujets, qui n'étoient incommodés que de vapeurs fréquentes, ce qui fait croire qu'il eſt cauſé par des ventoſités ou bulles d'airs qui circulent avec le Sang, & lorſqu'elles paſſent dans le Cœur, ce viſcére ne peut ſe dilater que foiblement, par conſéquent la Siſtole du Cœur & la Diaſtole des Artéres ſont imperceptibles & comme ſupprimés. J'ai remarqué auſſi que les plongeurs de mer étoient fort ſujets à avoir le pous éclypſé parce que retenant long-tems leur reſpiration, il ſe mêle dans le Sang quelques particules d'air, qui ſe trouvant fort comprimé dans le Poumon, paſſe à travers les tuniques de ſes ventricules, & pénétre dans les vaiſſeaux ſanguins. Ce Pous est marqué par une Note noire entre les deux lignes paralléles, elle manque aux lieux où le Pous s'éclypse, elle est suivie par une blanche posée sur la seconde ligne, qui est la marque d'une pulsation élevée, voyez la dix-neuviéme planche. Vous y trouverez neuf intermissions. La Note blanche est posée sur la seconde ligne, parce que le Sang qui n'a pû être porté au Cœur dans la pulsation supprimée, se trouve en plus grande quantité dans la suivante, par conséquent, aprés chaque intermission le Cœur & le Pous doivent battre fortement & brusquement.

XXI.

Du Pous Inégale.

LA seconde espéce de Pous inégale & intermittent qui approche le plus du naturel est celui dont les pulsations sont égales, à la réserve de quelques-unes, qui sont un peu trop précipitées; voyez la vingtiéme planche.

XXII.

Du Pous Inégale & Intercurrent.

LA troisiéme espéce de Pous inégale & intercurrent ou intercadant, n'a point de régles, tantôt il paroît, tantôt il disparoît, tantôt il est fort, tantôt foible, quelquefois il va vite & d'autrefois lentement. Voyez la vingt & uniéme planche.

XXIII.

Du Pous Caprisant.

LE Pous caprisant est par fois tardif, puis il s'arréte, ensuite il va vite, & court la poste, il est très-irrégulier en force & en mouvement, il imite la marche des Chévres qui frappent deux ou trois fois la terre en sautant, il est toujours d'un fort mauvais augure ; il se rencontre dans les Fiévres malignes, il est aussi la suite des grandes évacuations. Voyez la vingt-deuxiéme planche.

XXIV.

Du Pous Convulsif.

IL est fort élevé & tendu, par fois grand, ensuite concentré, si l'on met la main sur la région du Cœur, l'on sentira ce viscére faire des bonds, & des mouvemens si grands & si violens, & par fois si précipités, qu'il semble que ce soit quelque béte qui fasse des efforts pour sortir de la poitrine du malade, son battement se fait quelquefois entendre à cinq ou six pas éloignés. J'ai remarqué ce Pous dans l'empyéme, dans l'hydropisie de poitrine, & sur la fin des grandes palpitations de Cœur. Voyez la vingt-troisiéme planche.

Tous les Pous Intermittens sont Convulsifs, mais ce dernier l'est par excellence : j'ai souvent fait faire l'opération de la paracenthese à des Hydropiques, dont le pous étoit furieux & convulsif, mais à proportion que les eaux s'évacuoient leur pous retournoit dans son état naturel pendant l'opération.

XXV.

Du *Pous double*.

CEtte espéce de Pous est si rare, que je ne l'ai remarqué qu'une seule fois pendant trente-cinq ans de pratique, à un Vieillard qui mourut vingt-quatre heures aprés d'une léthargie. Je l'examinai sérieusement & à plusieurs réprises, je trouvai que ce pous que l'on appelle double ou récurrent, battoit véritablement deux coups à chaque pulsation, & dans le méme instant, on prétend qu'il rétrograde à cause des embarras qui se sont formés dans les extrémités des Artéres capillaires, semblable à deux ondes qui s'entrechoquent dans un Etang, ou dans une Riviére : le poux double est d'un fâcheux pronostique, il conduit son malade à la Syncope & à la mort, il est marqué par deux Notes blanches, posées tantôt sur la premiére ligne, & tantôt entre les deux lignes paralléles.

XXVI.

Du Pous *tremblant.*

ON le remarque dans les accès Epileptiques, dans les frissons des Fiévres intermittentes, dans la décrépitude, dans la crapule & dans les tremblemens de Cœur.

XXVII.

Du Pous *défaillant ou concentré.*

C'Est celui qui en se concentrant s'affoiblit jusqu'à ce que le sujet soit tombé en Syncope.

XXVIII.

Du Pous *Vermiculaire.*

IL y a peu de différence entre le Pous défaillant & le vermiculaire, ce dernier imite le mouvement d'un Vers qui rampe sur la terre, il est tel dans les Fiévres malignes, vermineuses & dans la peste.

XXIX.

Du Pous *Fourmillant.*

LE Pous Fourmillant est si petit qu'il imite la marche des Fourmis, lorsqu'elles vont en troupes. On le remarque aux Agonizans.

XXX.

Du Poux *Supprimé*.

C'Eſt celui qui eſt imperceptible au toucher, je le remarquai en mil ſept-cens quarante cinq, à un Officier de France, âgé de ſoixante & quinze ans : cette ſuppreſſion de Poux étoit la ſuite d'un vomiſſement violent, & d'une grande évacuation, il fut ſupprimé ou éteint l'eſpace de deux fois vingt-quatre heures, cependant le Malade étoit en pleine connoiſſance, mais d'une grande foibleſſe, ce qui n'empécha pas ſon rétabliſſement peu de jours après, par le ſecours des cordiaux & des reſtaurans.

Les Pous que l'on appelle Raboteux, Ondés, Raiſonnans, Arrondis, Longs, Courts, Pétillans, Enflés, Evaporés, Suffoqués, Solides ou Maſſifs, diſſipés, à queue de Souris, ſont tous imaginaires.

FIN.

BIBLIOTHEQUE ROYALE

Exemple du pouls N[illegible]

menuet

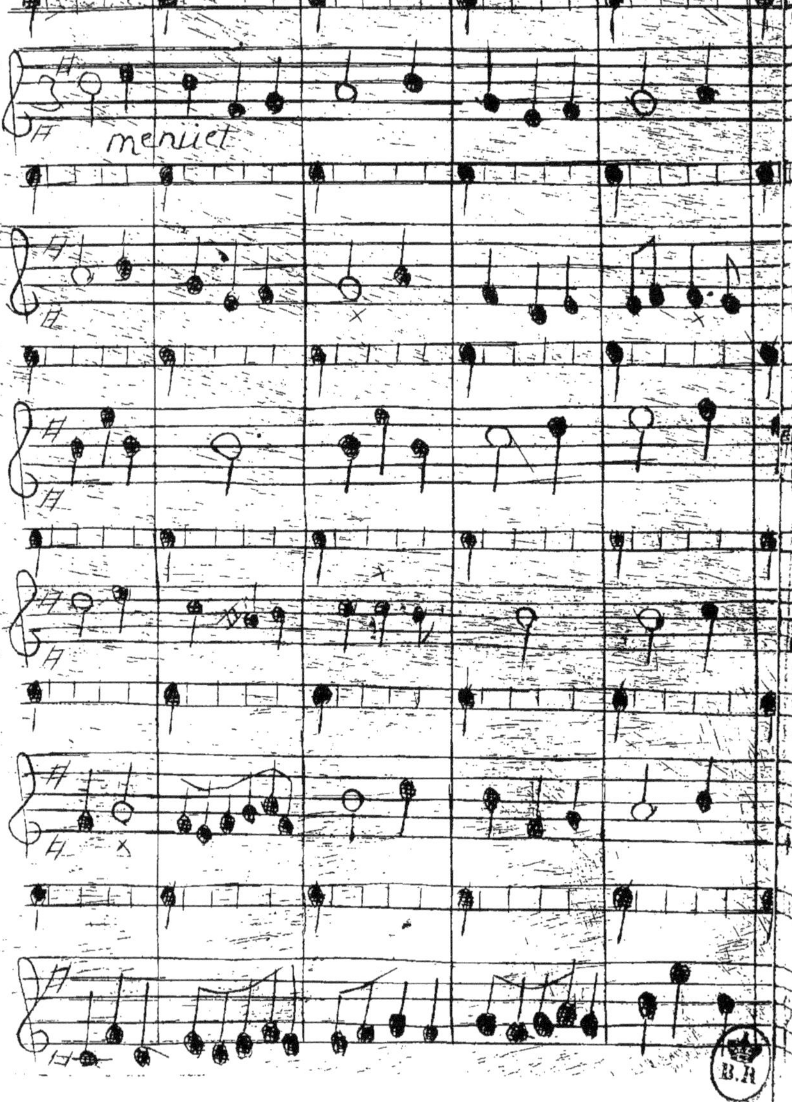

B.R

Naturel reglé

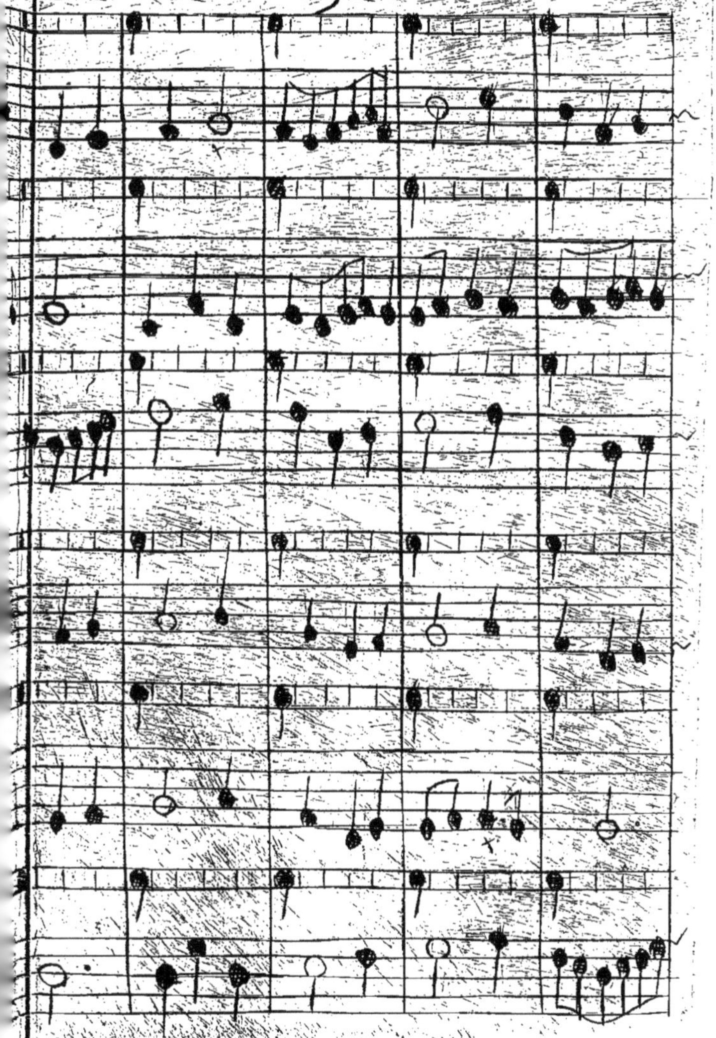

2 Exemple d'un poux grand

3 Exemple d'un poux

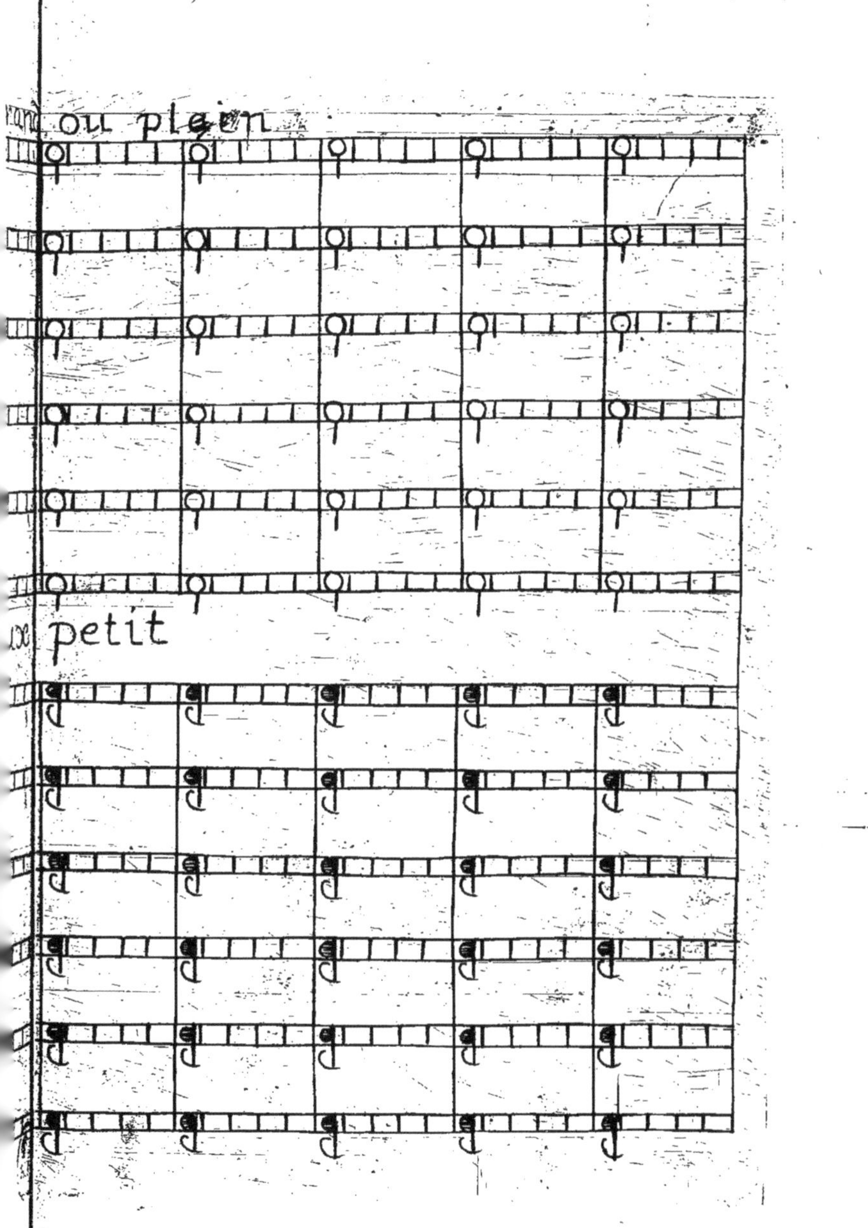
ou plein
petit

4 Exemple d'un poux

Exemple d'un poux

5

B.R.

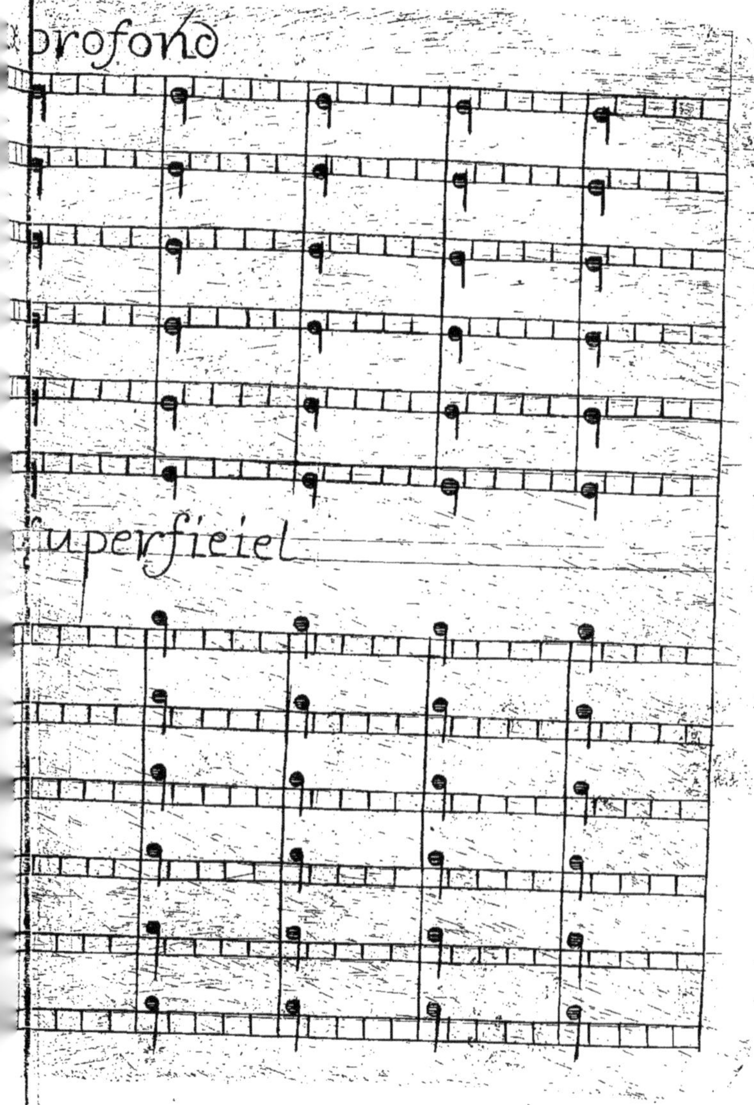

profond

superficiel

6 Exemple d'un poux dure t

7 Exemple d'un pou

ndu ou esleué

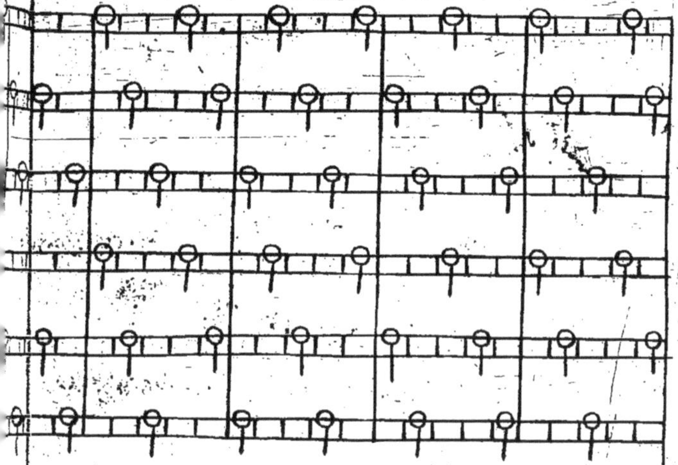

xe mol

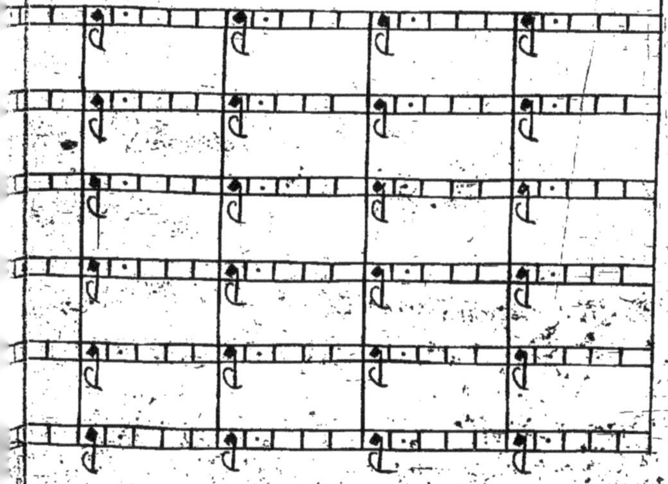

8 Exemple d'un pouce

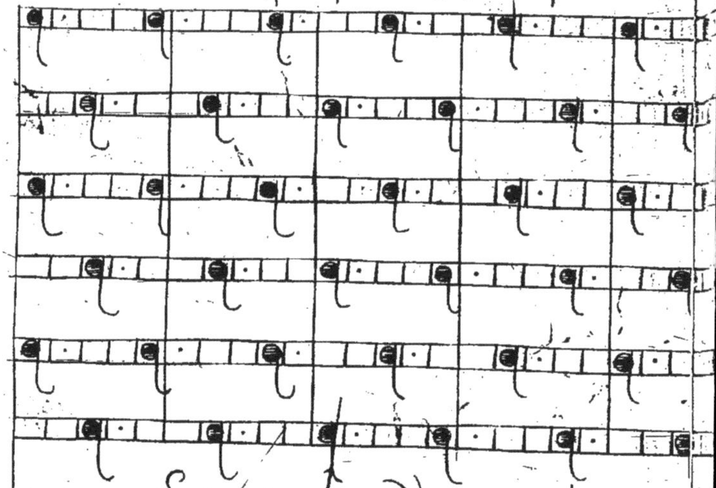

9 Exemple d'un pouce

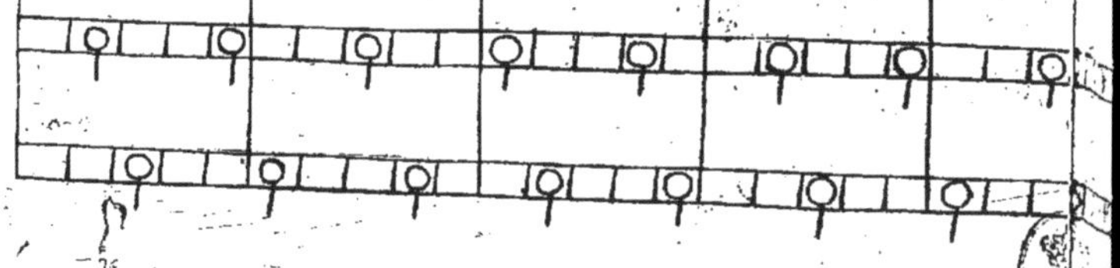

DEVITTE A 4 tems

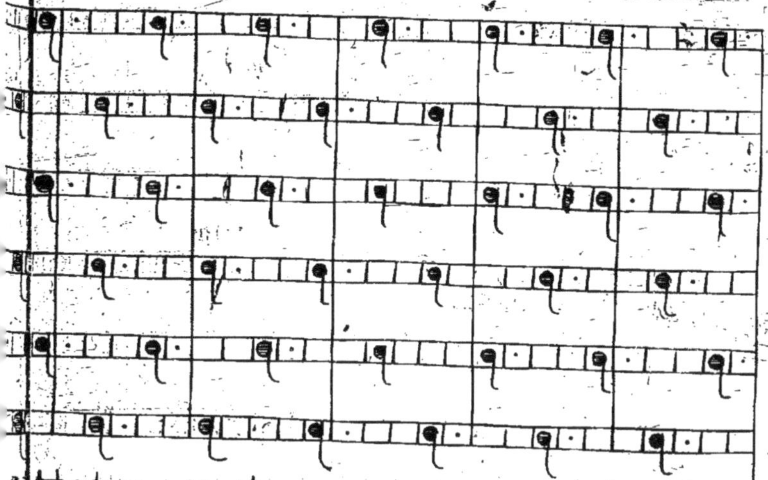

vitte A 3 tems

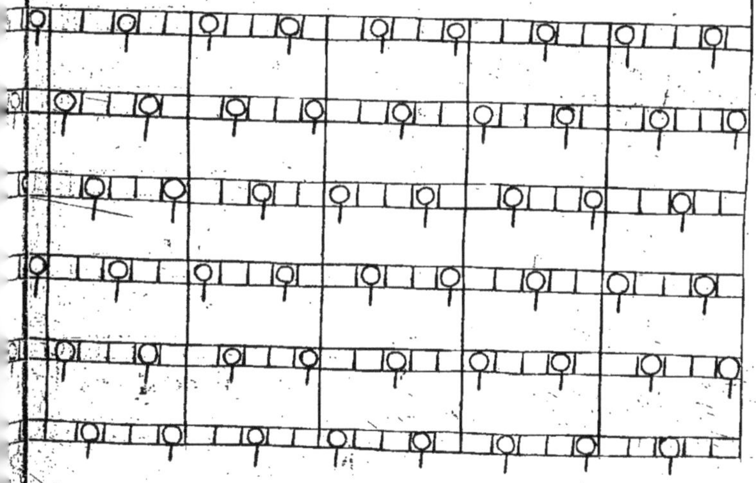

10 Exemple d'un pouce

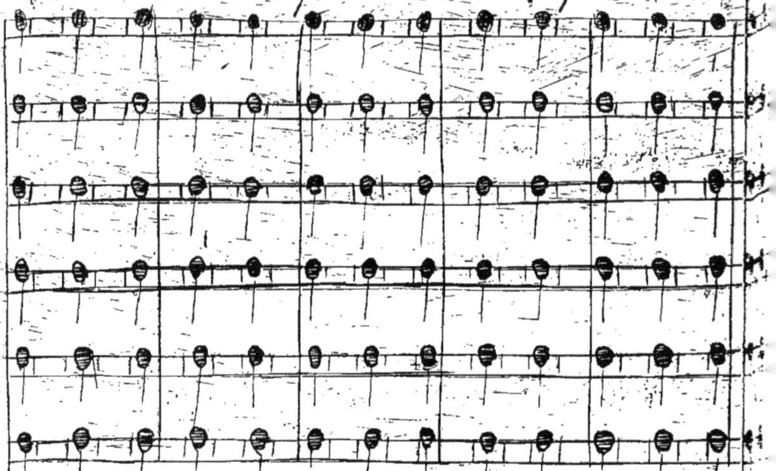

11 Exemple d'un pouce

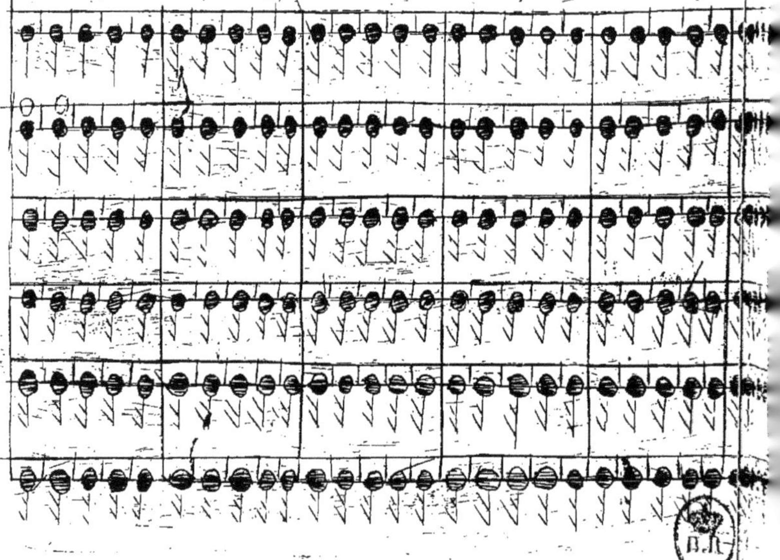

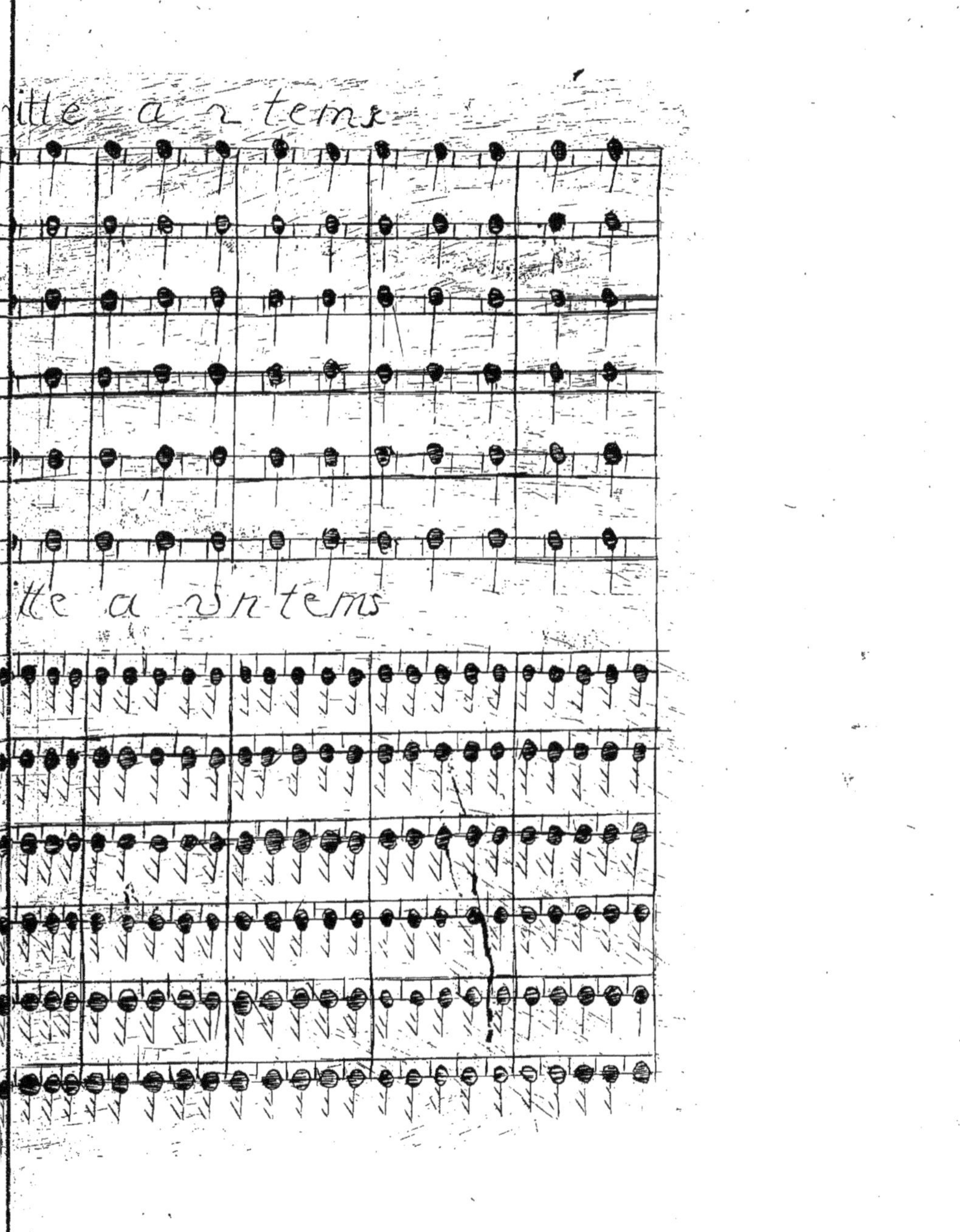
itte a 2 tems
tte a un tems

12 Exemple d'un poux

13 Exemple d'un poux

14
1 2 3 4 5 6 7 8 a huict tems

15
1 2 3 4 5 6 7 8 9 a Neuf tems

16
1 2 3 4 5 6 7 8 9 10 a dix tems

17
1 2 3 4 5 6 7 8 9 10 11 a onze tems

18
1 2 3 4 5 6 7 8 9 10 11 12 a douze tems

B.H

...nt a Six temps

...x Sept temps

19 Exemple du poux E[illegible]

20 2 poux inegale et inter[illegible]

BN

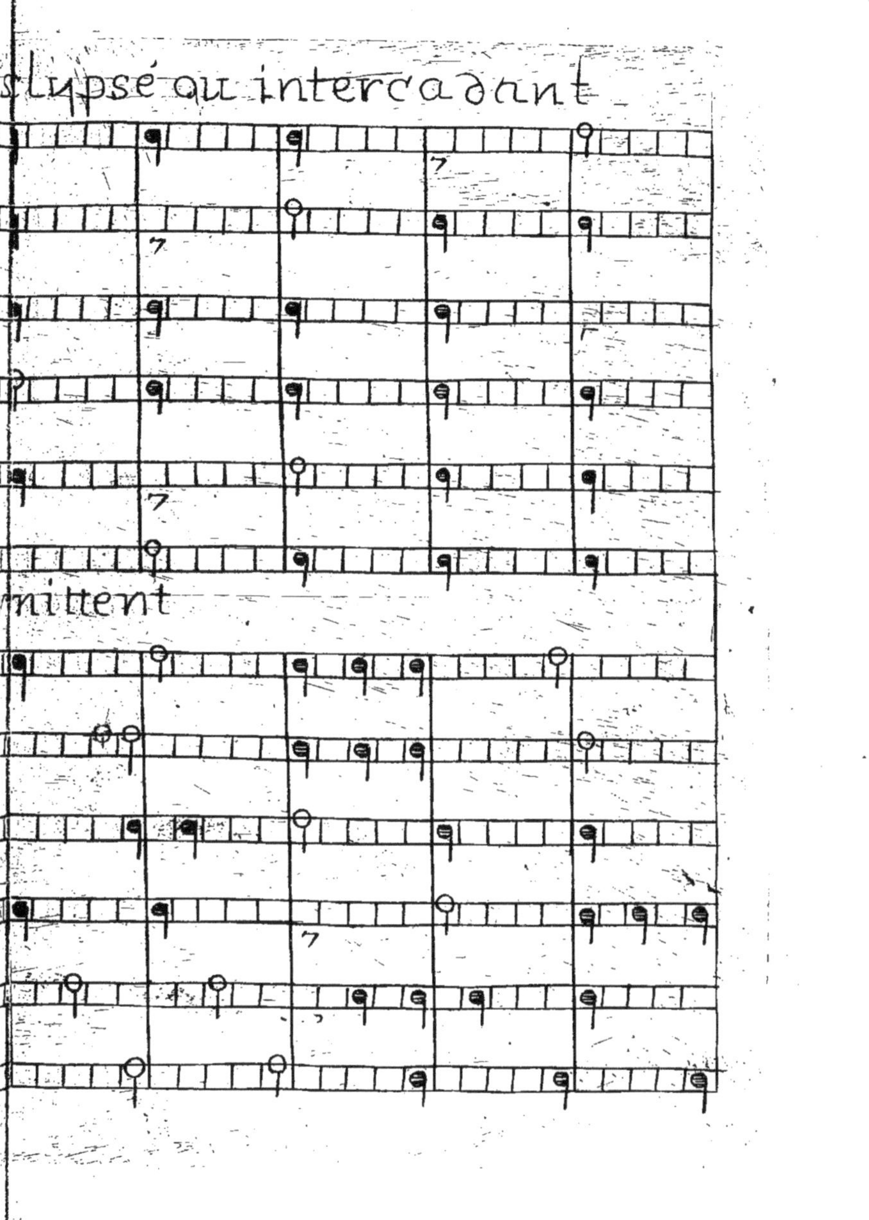

au intercadant

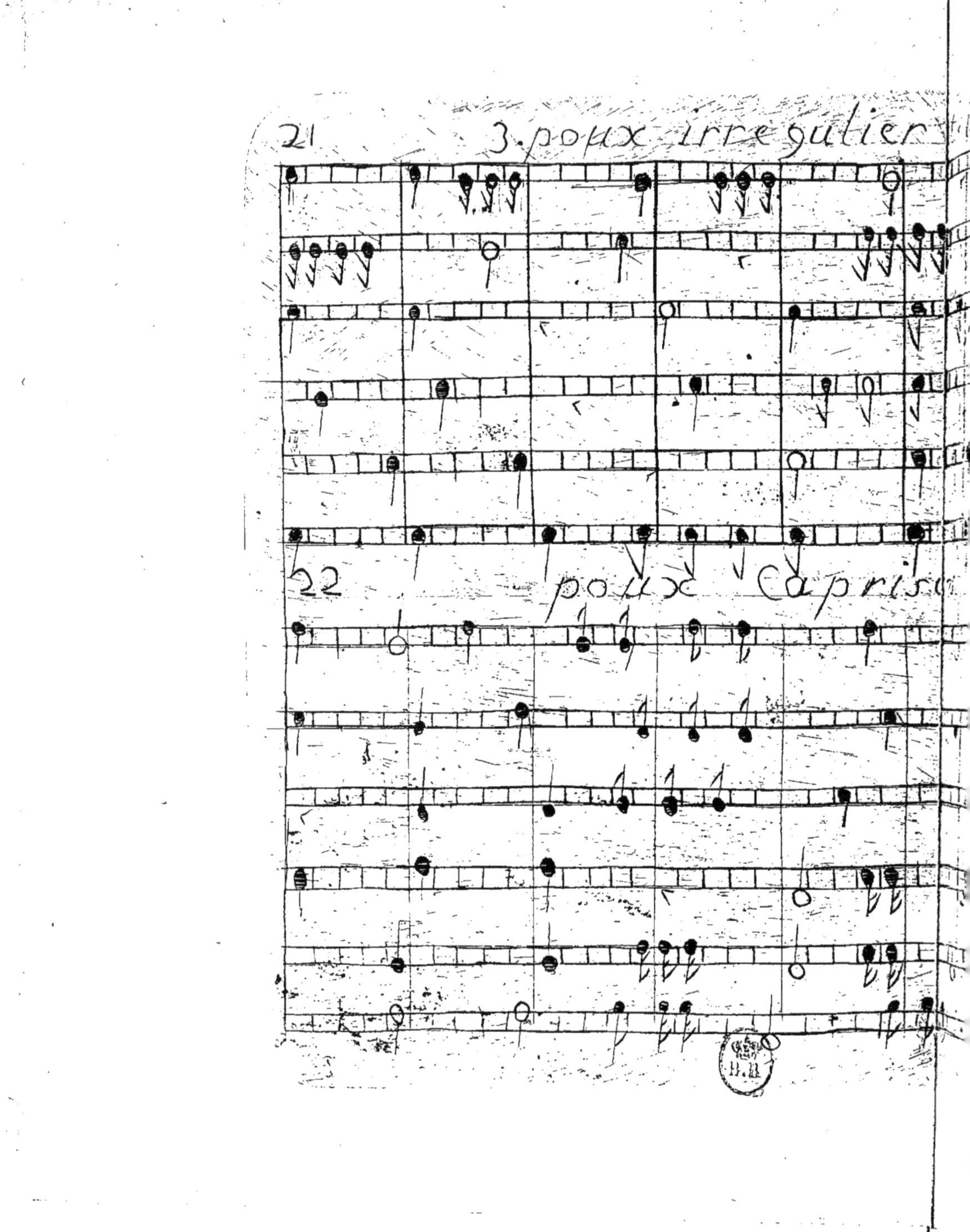

21 3. poux irregulier
22 poux Capris

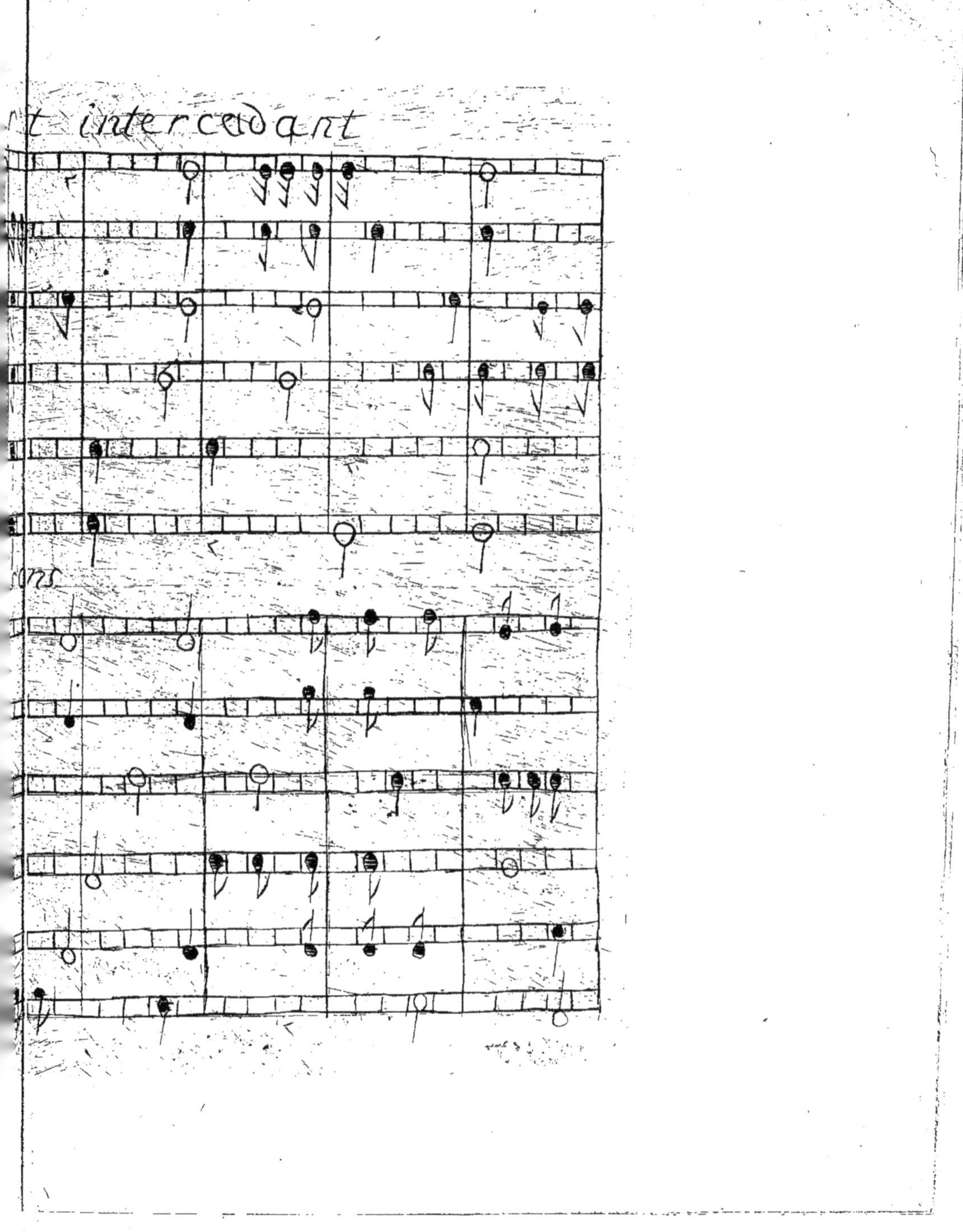
rt intercedant
ons

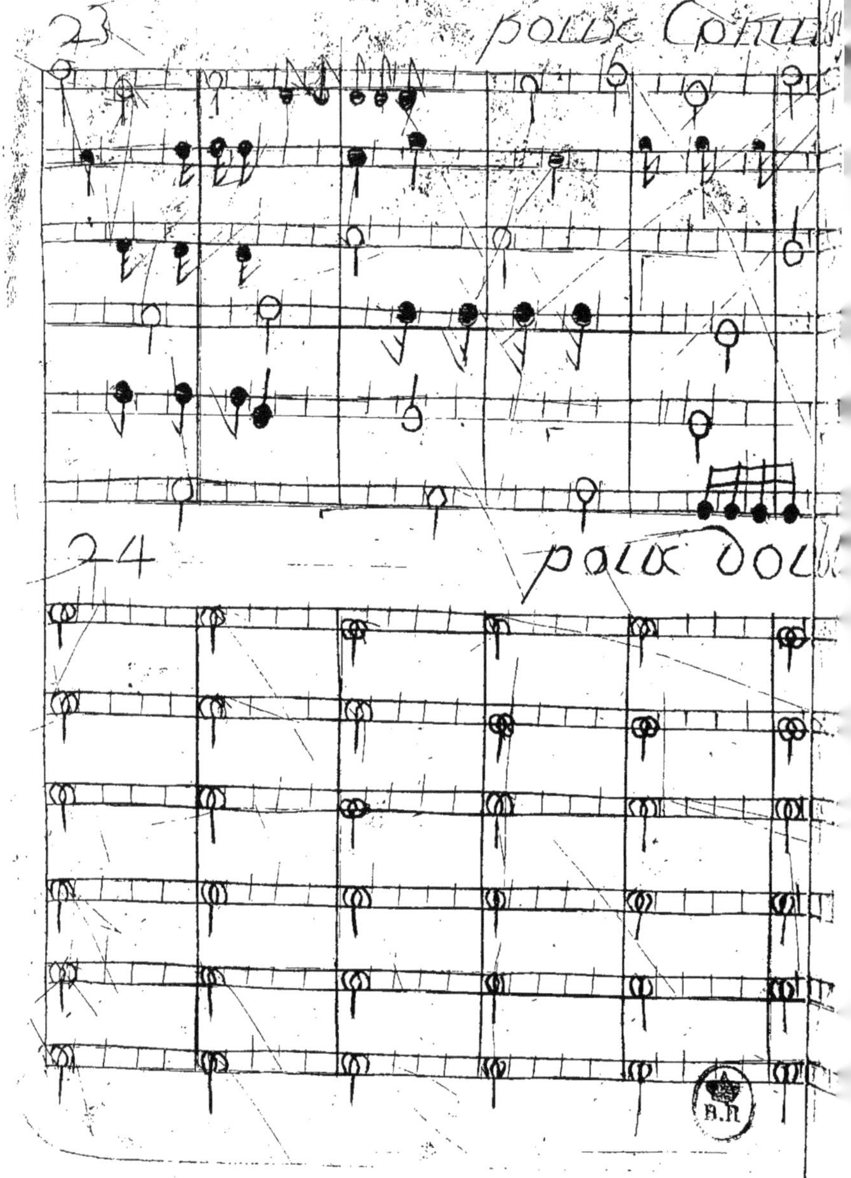

23 pause Conti

24 paix dou

B.N.

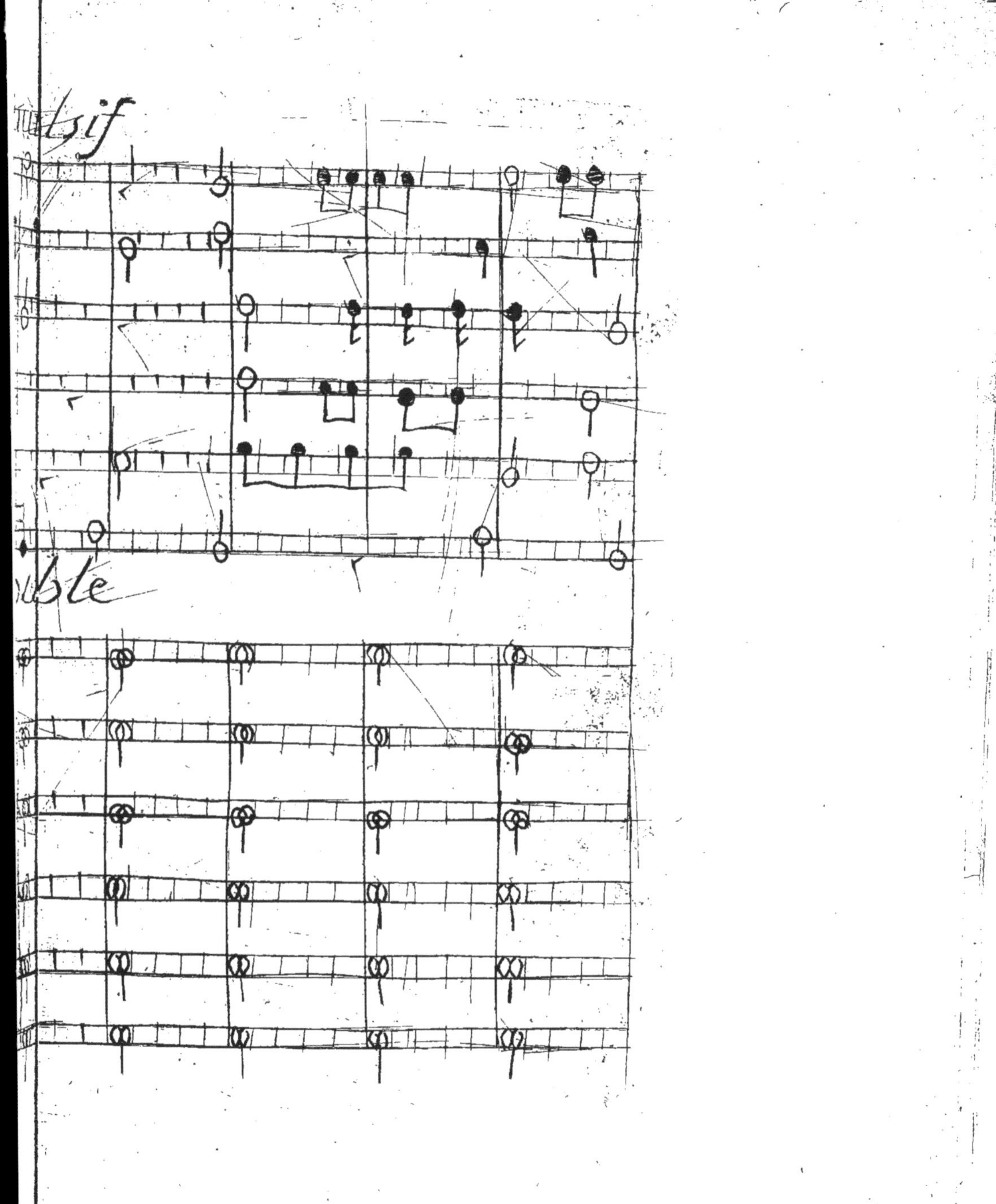
tsif
ble

www.ingramcontent.com/pod-product-compliance
Ingram Content Group UK Ltd.
Pitfield, Milton Keynes, MK11 3LW, UK
UKHW021217230726
13926UKWH00003B/1067

9 782014 462081